CONGRÈS INTERNATIONAL DE SAUVETAGE

LE
TRAITEMENT PHYSIOLOGIQUE
De la MORT

PAR LES

Tractions rythmées de la Langue

LE TRACTEUR LINGUAL AUTOMATIQUE LABORDE

Exposition Universelle de 1900. — Concours internationaux. — 8 Médailles.

GRAND DIPLOME D'HONNEUR des Sauveteurs de la Seine.
GRAND PRIX à l'Exposition de Sauvetage d'Ostende.
GRAND PRIX à l'Exposition de Bruxelles (1904).
GRAND PRIX au Congrès international de Sauvetage et de Secours
publics. Paris (1904).

CLERMONT-FERRAND
IMPRIMERIE TYPOGRAPHIQUE ET LITHOGRAPHIQUE G. MONT-LOUIS

1906

LE
TRAITEMENT PHYSIOLOGIQUE

De la MORT

PAR LES

Tractions rythmées de la Langue

LE TRACTEUR LINGUAL AUTOMATIQUE LABORDE

Exposition Universelle de 1900. — Concours Internationaux. — 8 Médailles.

GRAND DIPLOME D'HONNEUR des Sauveteurs de la Seine.
GRAND PRIX à l'Exposition de Sauvetage d'Ostende.
GRAND PRIX à l'Exposition de Bruxelles (1904).
GRAND PRIX au Congrès international de Sauvetage et de Secours
publics, Paris (1904).

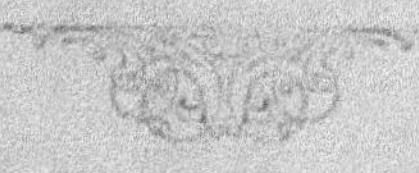

CLERMONT-FERRAND
IMPRIMERIE TYPOGRAPHIQUE ET LITHOGRAPHIQUE G. MONT-LOUIS

1906

LE TRAITEMENT PHYSIOLOGIQUE DE LA MORT

PAR LES

Tractions rythmées de la Langue

(Méthode du D' LABORDE)

LE TRACTEUR LINGUAL AUTOMATIQUE
⬧ LABORDE ⬧

Avant de parler du tracteur lingual automatique Laborde, il nous paraît utile et intéressant de rappeler brièvement l'origine de la « *Méthode des tractions rythmées de la langue* » et nous ne pouvons, certes, mieux faire que de reproduire l'exposé ci-dessous, si clair et si précis, du regretté docteur Laborde qui a doté l'humanité de ce nouveau traitement, dont la puissance et l'efficacité ont été universellement reconnues et qui tire une importance particulière de sa facilité d'application qui en fait *un moyen vulgaire à la portée de tout le monde*.

Origine de la Méthode des Tractions rythmées de la Langue.

« Jusque dans ces derniers temps, a écrit le docteur Laborde, la science médicale ne s'était occupée que de traiter la maladie, d'enrayer sa marche, de façon à prévenir ou à éloigner le plus possible son issue funeste, à préserver, en un mot, de la mort ou à en reculer les limites.

« Mais on n'avait pas attaqué, de front, le problème du traitement de la mort elle-même.

» C'est ce qu'a permis de faire la détermination expérimentale des conditions de survivance, et de rappel ou de résurrection d'un phénomène biologique fondamental dans le fonctionnement de l'organisme : *ce phénomène est le réflexe respiratoire, qui constitue*, en son mécanisme et sa réalisation, *la fonction de respiration*, fonction primordiale, *la plus essentielle de la vie.*

« Entre le moment où se produisent les signes extérieurs apparents de la mort, par la suspension des grandes fonctions essentielles à l'entretien de la vie, la respiration et la circulation, et le moment où s'achève la mort pour devenir réelle et définitive, il existe une période latente d'une durée plus ou moins longue, selon la cause et la nature de la mort elle-même. Or, pendant cette période, survivent et persistent les propriétés fonctionnelles des tissus et des éléments dont la mise en jeu, par une intervention appropriée, est capable de raviver, momentanément ou définitivement, la fonction totale dont ils constituent le substratum organique et fonctionnel.

« La considération et l'étude, dans ces conditions diverses, de cette survie latente des propriétés fonctionnelles des tissus et des éléments organiques, en ce qui concerne particulièrement le réflexe respiratoire et la fonction de respiration qui en dérive, ont été le point de départ et le nœud de la solution du problème dont il s'agit. Cette solution a été trouvée et gît dans un moyen aussi simple que puissant de réveiller, quand toute manifestation extérieure de la vie est éteinte, le phénomène biologique en question, par suite la fonction vitale qu'il constitue, et à rétablir, par là, le jeu fonctionnel de l'organisme, c'est-à-dire la vie qui, sans ce mode d'intervention, s'éteignait définitivement. Ce moyen est *le procédé des tractions rythmées de la langue.* »

Depuis les mémorables travaux du docteur Laborde et les nombreuses tentatives, couronnées d'un plein succès, qui ont permis de rappeler les asphyxiés à la vie, tant que la mort n'a pas complètement achevé son œuvre, on peut affirmer que *la Méthode Laborde, définitivement adoptée dans la pratique, est la plus puissante et la plus efficace.*

Tracteur lingual **LABORDE**

Les tractions rythmées de la langue peuvent être effectuées directement à la main ou, de préférence, à l'aide de *la pince à traction ou tracteur lingual Laborde*, reproduit ci-dessous. Le maniement de ce tracteur ou pince est des plus aisés : pour l'ouvrir, il suffit de presser sur le ressort, qu'on laisse se refer-

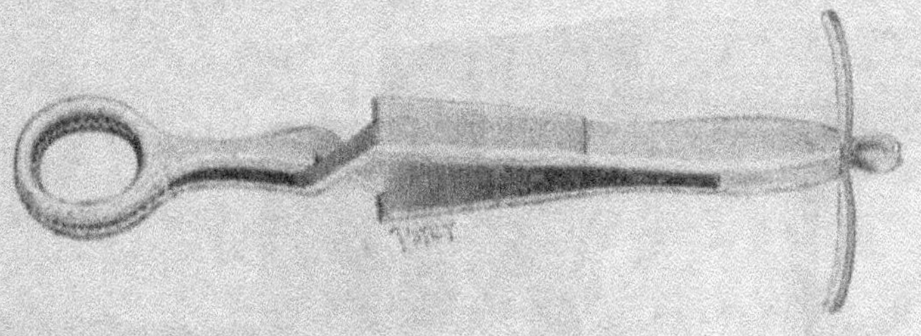

mer de lui-même aussitôt que la langue est bien engagée. Les ailettes disposées à l'extrémité de la pince permettent de la tenir entre les doigts pour pratiquer les tractions à la main.

NÉCESSITÉ D'UN APPAREIL AUTOMATIQUE. — Mais, dans la plupart des cas, *l'opération doit être poursuivie pendant des heures entières* et un seul opérateur ne peut suffire à cette tâche ; de plus, au bout d'un certain temps, *les tractions pratiquées à la main deviennent de plus en plus irrégulières*. Aussi la nécessité d'un appareil automatique s'est-elle rapidement imposée.

Aujourd'hui cet appareil existe et donne les meilleurs résultats.

Appareil automatique mécanique **LABORDE**

Comme il est montré sur la figure ci-dessous, l'appareil automatique comprend tout simplement un système de commande (mécanique ou électrique) de la pince à traction ; ce système est maintenu dans une caisse en bois et comporte une tige reliée à la pince.

Dans le cas d'un appareil mécanique, le système de commande est constitué par un mouvement d'horlogerie, qu'on

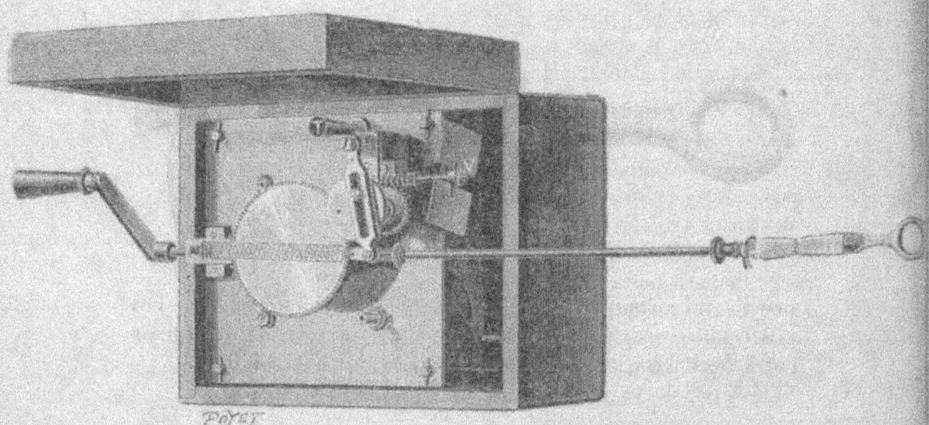

remonte, à l'aide de la manivelle représentée, toutes les demi-heures environ. *Pour la mise en marche*, il suffit d'incliner le levier de déclanchement T vers la gauche. Le volant V est réglé, en principe, pour la vitesse initiale et moyenne de 25 tractions par minute ; *pour l'adulte, la vitesse doit être de 20 à 25 tractions par minute et, pour l'enfant, de 25 à 30*. Pour diminuer la vitesse, il faut incliner les ailettes dans la direction ou le plan de l'axe de rotation, de manière à augmenter les résistances et, pour accélérer la vitesse, il n'y a, au contraire, qu'à tourner les ailettes selon le plan perpendiculaire à l'axe de rotation, ce qui diminue les résistances.

ENTRETIEN DE L'APPAREIL MÉCANIQUE. — Lorsque l'appareil a fonctionné, avant de le ranger, il convient de le laisser tourner à vide jusqu'à ce qu'il s'arrête de lui-même, ce, afin de tenir les ressorts détendus pendant la période de repos. Il est utile de graisser l'appareil, au moins une fois par an, même s'il n'a pas servi.

Appareil automatique électrique LABORDE

Cet appareil peut fonctionner avec des accumulateurs A ou bien avec un courant de faible tension. *Pour le mettre en marche*, il suffit de déplacer le curseur de gauche à droite sur la tige verticale du rhéostat.

L'augmentation et la diminution de la vitesse s'obtiennent par un déplacement du curseur, respectivement de gauche à droite, et de droite à gauche.

ENTRETIEN DE L'APPAREIL ÉLECTRIQUE. — Lorsque l'appareil électrique est en fonction, il faut mettre une goutte d'huile dans chaque trou graisseur et, quand l'opération est terminée, essuyer avec un chiffon légèrement gras.

Si l'appareil est alimenté par des accumulateurs, ceux-ci doivent toujours être tenus complètement chargés ; s'ils restent un certain temps inutilisés, il faut les charger à refus, au moins une fois par mois. Quand l'appareil a fonctionné, il doit aussitôt être remis en charge et si, par suite d'évaporation, le liquide vient à découvrir les plaques, il faut remplir les vases avec de l'eau acidulée à l'acide sulfurique, titrant environ 25° Baumé.

Instruction à suivre pour l'emploi de l'appareil
automatique **LABORDE**.

Lorsqu'on se trouve en présence d'un cas de mort apparente, ou supposée telle, pour ranimer la respiration et rappeler, si possible, le sujet à la vie, on commence par écarter les mâchoires avec un corps quelconque, bout de bois, lame de couteau, ou, de préférence, à l'aide d'un écarteur permettant de maintenir les mâchoires ouvertes.

Puis, à l'aide de la pince à traction, *on saisit la langue le plus près possible de sa base* et on monte la caisse, renfer-

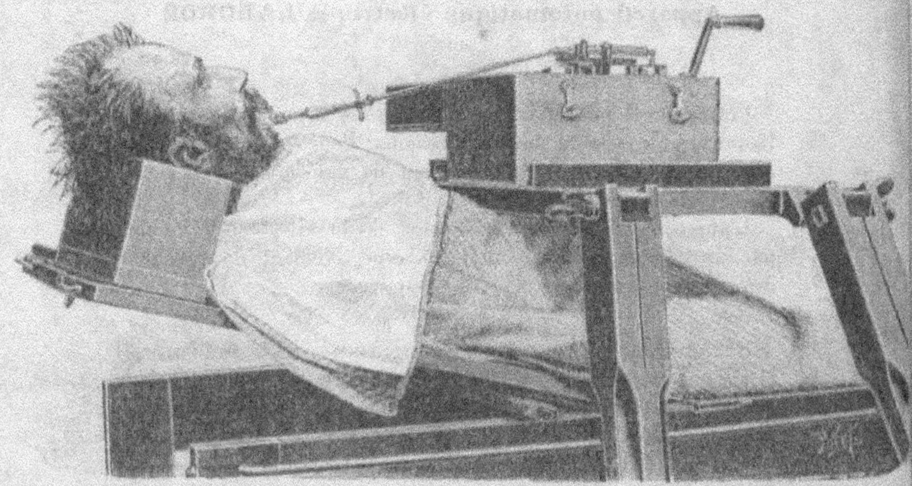

mant le mécanisme de commande de la pince, sur ses tréteaux ou autre support convenable.

Ceci fait, on pose le cadavre (côté de la bouche) sur un lit, une table, ou par terre, entre les branches du support de l'appareil, de manière à placer ce dernier à proximité suffisante et vis-à-vis la face et l'ouverture de la bouche, la tête étant maintenue et soulevée et appuyée par derrière ; et on fixe la pince, par le trou ou anneau qui la termine, à l'extrémité de la tige à traction, munie, à cet effet, d'un crochet-mousqueton.

Enfin, le tout étant bien disposé comme il est montré sur la figure page 8, de façon à ce que la tige à traction ne présente pas de relâchement sur son trajet et qu'elle soit placée en ligne légèrement oblique avec la langue, en face et au centre de la bouche, on met l'appareil en marche.

Pour le rappel à la vie d'un *asphyxié en état de mort apparente*, faire fonctionner le tracteur automatique durant *trois heures au moins*.

Pour rechercher *la certitude de la mort*, lorsqu'on veut éviter *l'inhumation prématurée ou vivante*, il faut faire fonctionner le tracteur pendant *six heures au moins*.

En cas d'avarie ou de mauvais fonctionnement de l'appareil automatique, il est nécessaire de continuer les tractions à la main, à l'aide de la pince, de manière à ne pas perdre de temps.

SIGNES DU RAPPEL À LA VIE. — Les premiers signes du rappel à la vie sont :

Une certaine résistance de la langue ;

Le retour progressif de sa coloration rosée, et

Une première et bruyante inspiration (hoquet inspiratoire du docteur Laborde).

En cas d'effets positifs de la traction, c'est-à-dire dans le cas du rappel des mouvements respiratoires et de leur retour complet, il faut arrêter l'appareil pour s'assurer que ces mouvements s'accomplissent ensuite, spontanément, et que la résurrection vitale est obtenue.

REMARQUE IMPORTANTE. — Il est à noter que la méthode des tractions rythmées de la langue permet l'emploi simultané des autres traitements, tels que réchauffement de la partie antérieure de la poitrine, application d'eau chaude, frictions sur les membres, etc..., notamment, grâce à l'heureuse disposition du tracteur automatique Laborde, qui laisse à l'opérateur toute liberté d'action.

CONCLUSIONS.

I. — Cas d'application de la Méthode LABORDE

Jusqu'à présent, les observations faites ont porté sur les cas suivants :

Submersion ou noyade ;
Privation d'air ;
Pendaison ;
Accidents chloroformiques ;
Asphyxie par les gaz d'égout, les gaz méphitiques, le gaz d'éclairage, l'oxyde de carbone ;
Electrocution ;
Asphyxie des nouveau-nés ;
Syncope ;
Etouffement ;
Angine de poitrine ;
Inhumation prématurée.

Dans la plupart de ces cas on a obtenu, par le tracteur lingual Laborde, des résultats inattendus, presque extraordinaires de rappel à la vie après une, deux, trois et six heures de tractions de la langue ; et il ne se passe pas de jour sans qu'il nous arrive, de tous les coins de la France et même de l'étranger, l'écho de nombreux et incroyables succès dus à la méthode et aux appareils Laborde.

RÉSULTATS. — Pour ne citer que quelques chiffres, rappelons qu'on nous a signalé 274 cas de rappel à la vie avec succès, dont 25 observés à l'étranger.

Ces faits n'offrent pas seulement de l'intérêt par leur nombre imposant et leur incessante multiplication, *ils constituent*, en outre, pour la plupart, *de véritables résurrections*.

MM. LEPOITTEVIN, LE MASSON, ROUSSEAU et combien d'autres, nous ont signalé les cas de *noyés qui avaient séjourné jusqu'à 20-25 minutes dans l'eau* et le docteur SPRINGER nous a fait parvenir l'observation d'un ouvrier qu'il a pu rappeler à la vie *après un séjour de plus de vingt minutes dans une fosse à fumier*.

En Allemagne, le docteur KNAPP a eu à appliquer les méthode et appareils Laborde *dans 11 cas et 10 fois avec succès ;* dans cette série de faits, ce qu'il faut bien retenir, c'est que *le docteur KNAPP n'a pratiqué les tractions rythmées de la langue qu'après échec des autres procédés* et, à ce sujet, il a pu affirmer que la méthode Laborde offrait ce grand avantage de pouvoir être appliquée aux enfants, alors que ceux-ci sont placés dans un bain chaud (1), de façon à ne pas risquer de refroidir le nouveau-né pendant qu'on essaie de le ranimer.

CAS DE 12 HEURES. — Mentionnons également l'observation suivante du docteur Edward MARTIN, *professeur à la Clinique des maladies génito-urinaires, à l'Université de Pensylvanie*. Il s'est agi d'un malade en état de mort apparente, chez lequel *il a fallu douze heures ininterrompues de tractions rythmées de la langue* pour rétablir la respiration ; ce long laps de temps était nécessaire parce que la langue relâchée tombait en arrière contre le pharynx, obstruant complétement les voies respiratoires.

Qu'il nous soit encore permis de rappeler aux médecins qui ont, en si grand nombre, honoré le Congrès de leur présence, *les nombreux succès*, signalés par leurs confrères de Paris et de province, et *dus à la méthode et à l'appareil Laborde, dans les accidents chloroformiques*.

Et, pour terminer, citons le cas de cette jeune fille qui s'est

---

(1) Le Dr KNAPP confirme ainsi brillamment notre remarque, page 9.

noyée en prenant des bains de mer sur la plage d'Ostende, *au moment même où se tenait dans cette ville l'Exposition de Sauvetage*, à laquelle figurait le tracteur lingual automatique. Un sauveteur avisé eut l'idée de faire chercher l'appareil automatique à l'Exposition et, *malgré le grand laps de temps qu'il a fallu pour le transport de l'appareil*, le sauveteur a eu le bonheur de rappeler Mlle X... complètement à la vie.

Et, depuis l'ouverture même de l'*Exposition au Grand-Palais*, où vous avez tous pu examiner le tracteur automatique Laborde, le Directeur général des douanes, auquel nous adressons ici nos plus chaleureux remerciements, nous a donné communication de deux nouveaux cas de sauvetage, opérés le premier à Réchicourt (M.-et-M.) et le second à Bordeaux-Bastide (Gironde), par des préposés de la douane auxquels nous adressons nos plus vives félicitations.

Alix HACHET,
de la Faculté de Médecine de Paris,
Vice-Président des Mariniers-Ambulanciers.

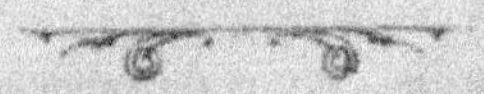

VŒU présenté au Congrès international de Sauvetage et de Secours publics de 1904

Présidence : M. le Docteur PIETTRE, Sénateur.

Considérant que la Méthode des Tractions rythmées de la langue (Méthode Laborde) est universellement reconnue comme *la plus puissante et la plus efficace* des méthodes pour rappeler les asphyxiés à la vie et que, par sa facilité d'application, elle constitue *un moyen vulgaire à la portée de tout le monde* ;

Que, d'autre part, pour être réellement efficaces, *les tractions doivent être pratiquées très régulièrement et, souvent, pendant plusieurs heures* ; et que, malgré la meilleure volonté, les opérateurs les mieux intentionnés se fatiguent et se découragent très vite ;

Considérant que le *Tracteur lingual automatique Laborde* permet d'opérer des tractions bien rythmées pendant tout le temps voulu, que cet appareil a fait ses preuves et que c'est à juste titre qu'il a obtenu le *Grand Diplôme d'honneur des Sauveteurs de la Seine*, un *Grand Prix à l'Exposition de Sauvetage d'Ostende, en 1901*, et plus récemment encore, en 1904, *le Grand Prix à l'Exposition de Bruxelles* ;

Sur la proposition de M. HACHET (Alix), de la Faculté de médecine de Paris, vice-président des Mariniers-Ambulants, le VŒU suivant a été ADOPTÉ le 1er octobre 1904, à l'Assemblée générale du Congrès international, sous la présidence de M. le docteur PIETTRE, sénateur :

« *Le Congrès International de Sauvetage et de Secours publics appelle l'attention bienveillante* de M. le Ministre de la

Marine, des Municipalités des ports de mer, des Compagnies de
navigation, des Sociétés de sauvetage, des Compagnies de sa-
peurs-pompiers et également des Municipalités et Chambres de
commerce dans le ressort desquelles se trouvent des postes de
secours, des casinos, des usines d'électricité et de produits chi-
miques, *sur l'utilité d'un appareil automatique permettant de
faire les tractions de la langue (Méthode du docteur Laborde),
d'une façon bien rythmée et pendant tout le temps voulu.* »

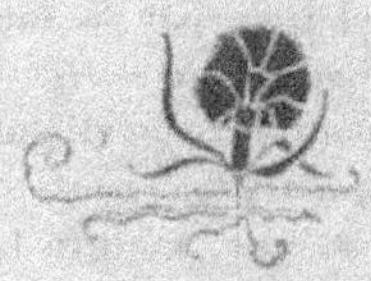

Demander des renseignements et prix à M. le Directeur de
la Compagnie du Tracteur lingual automatique du

Docteur J.-V. LABORDE.
10, rue Mayran, PARIS (9°)

CLERMONT-FERRAND. — IMP. TYPOGRAPHIQUE ET LITHOGRAPHIQUE G. MONT-LOUIS

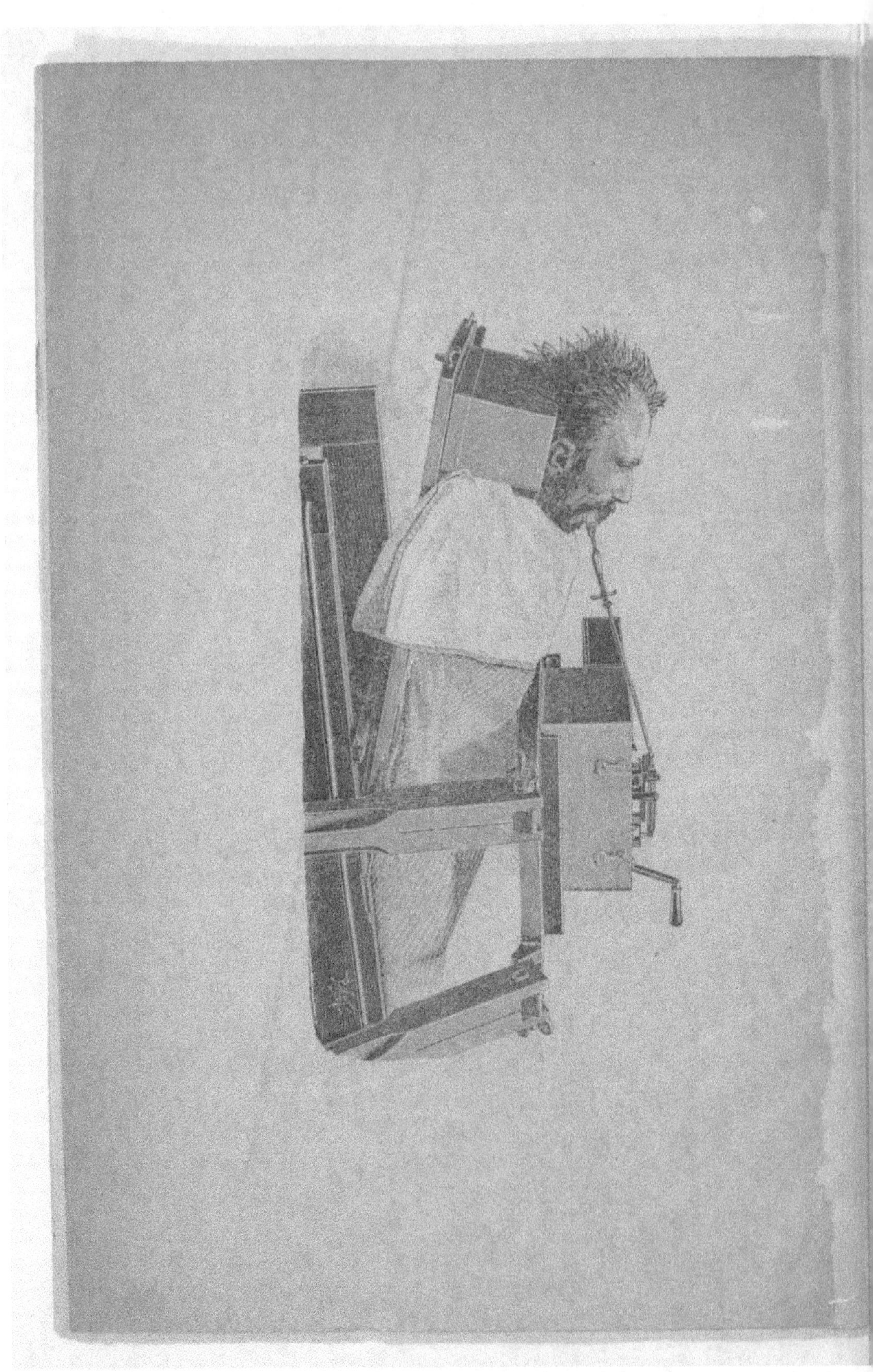